Yoga sulla sedia Per gli anziani over 60

Una guida illustrata completa con istruzioni dettagliate per ogni esercizio e routine, facili posizioni yoga per aiutarti a perdere peso e vivere una vita più sana

TESSY WILLIAMS

SOMMARIO

INTRODUZIONE ALLO YOGA SULLA SEDIA

Migliora il tuo benessere una seduta alla volta

Immergiti nell'arte dello yoga sulla sedia, un metodo unico per una pratica senza tempo, studiato appositamente per chi preferisce la comodità della propria seduta piuttosto che contorcersi su un tappetino da yoga.
I tappetini tradizionali sono troppo sfuggenti? Gli atti di equilibrio sono troppo precari? Lo yoga sulla sedia è qui per migliorare il tuo percorso di benessere rendendo gli esercizi di stretching piacevoli mentre sei seduto in un comfort regale.

Scopri la bellezza dello yoga sulla sedia, una pratica con comfort incorporato che offre un'alternativa pacifica per le persone che non sono ancora pronte a districarsi in posizioni complicate sul tappetino. Di' addio al terrore di cadere durante un tratto difficile; la tua sedia sarà la tua fedele compagna, che ti sosterrà a ogni passo del percorso.

Questo tipo di yoga accessibile è un punto di svolta, ideale per individui con limitazioni fisiche, problemi di mobilità o chiunque cerchi un'esperienza di fitness regale mentre è seduto. Lo yoga sulla sedia promette maggiore flessibilità, forza, equilibrio e una serenata pacifica di relax, ideale per gli anziani over 60, i disabili o chiunque cerchi un allenamento delicato come il mormorio di un gattino.

Prova l'accessibilità illimitata dello yoga sulla sedia. Che tu sia in un centro per anziani, in ufficio (immagina di assumere una posizione durante quella conferenza infinita) o a casa, la tua sedia si trasforma nella tua oasi di pace personale. Non c'è bisogno di un posto yoga specifico; la tua amata sedia è improvvisamente il destriero fidato del benessere.

Cosa rende unico lo yoga sulla sedia? È una sinfonia di movimenti delicati, splendidi allungamenti e la tecnica di respirazione attenta, che dà la sensazione di galleggiare su una nuvola mentre si raggiunge una serenità Zen. La sedia, il tuo partner fidato, fornisce stabilità ed equilibrio, simili a una caduta di fiducia ma senza le risatine ansiose.

Quindi, se i normali tappetini da yoga non ti ispirano e stai cercando un allenamento che non ti faccia sentire come se avessi percorso una maratona stando in piedi, lo yoga sulla sedia è la soluzione rivitalizzante che stavi cercando. Abbraccia l'avventura, celebra il tuo potere e lascia che lo yoga sulla sedia ti trasporti in un mondo di benessere progettato appositamente per te!

Scopo e benefici dello yoga sulla sedia per gli anziani

Benvenuti nel rivoluzionario mondo dello yoga sulla sedia, creato appositamente per la nostra generazione d'oro, dove l'età è solo un numero e il divertimento è solo all'inizio, un regno di salute, energia e puro divertimento, dove flessibilità, forza ed equilibrio si combinano e sono progettati appositamente per te.

Recupera la libertà del tuo corpo

Lo yoga sulla sedia è il segreto per ottenere una dose giornaliera di WD-40 per le articolazioni e i muscoli. Di' addio alla rigidità mentre abbracci delicatamente la libertà di movimento, eliminando il disagio e portando la mobilità del tuo corpo a nuove vette.

Forza ed equilibrio come alleati

Nel dominio dello yoga sulla sedia, forza ed equilibrio diventano amici costanti. Scivola attraverso le posizioni sedute, aumentando dolcemente la forza e migliorando l'equilibrio. Questa è la tua arma segreta contro imprevisti scivoloni e inciampi, una prestazione solida come una roccia per i nostri amati anziani.

Lo stress si scioglie

Lo stress non è all'altezza dello yoga sulla sedia. Immergiti in una pratica che si estende oltre il tuo corpo, esplorando le profondità del rilassamento e della respirazione profonda. Guarda lo stress sciogliersi come un gelato in una calda giornata estiva, trasformando la tua mente in un pacifico santuario di tranquillità.

Siediti nel modo giusto per un benessere migliore

Non è solo sedersi, è sedersi correttamente. Lo yoga sulla sedia ti aiuterà a raggiungere una postura perfetta e ad aumentare la consapevolezza del tuo corpo. Lasciati alle spalle il disagio mentre assumi posizioni con compostezza e grazia, come se stessi posando per un ritratto. Il tuo corpo ti apprezzerà per il comfort extra.

Respira profondamente e coltiva la serenità

Fai un respiro profondo e lasciati guidare dallo yoga sulla sedia. Le pratiche di respirazione sono integrate nel tessuto di questa pratica, fornendo accesso a una mente tranquilla, ansia ridotta e una notevole capacità polmonare. Ogni

respiro nello yoga sulla sedia offre
un'opportunità per coltivare la serenità.

La sinfonia mente-corpo

Godetevi la deliziosa sinfonia di mente e corpo
che si uniscono. Mentre siete seduti, esplorate la
relazione significativa tra le vostre idee e il
vostro essere fisico. Lo yoga sulla sedia vi
incoraggia a rimanere presenti, ad ascoltare il
vostro respiro e a diventare intensamente
consapevoli della sinfonia di sensazioni del
vostro corpo.

Su misura per le tue esigenze specifiche

Lo yoga sulla sedia è una sinfonia che si adatta
alle tue esigenze individuali. Che tu stia appena
iniziando o abbia esigenze e limiti unici, lo
yoga sulla sedia è progettato apposta per te.

La sicurezza come guardiano vigile

La sicurezza è una vigile guardiana nello yoga
sulla sedia. Con la sedia robusta come alleata,
sei al sicuro dai pericoli delle sessioni di yoga
più rigorose. È un'opzione sicura per chiunque
abbia problemi di salute o infortuni, offrendo un
percorso rilassante ed efficace verso il
benessere.

Aumenta la tua energia e vitalità
Qual è il superpotere dello Chair Yoga?
Aumenta la tua energia e il tuo vigore. La
pratica regolare rinfrescherà il tuo corpo,
rendendo le attività ordinarie senza sforzo.
Pochi minuti di chair yoga possono aiutarti a
riaccendere la tua voglia di vivere.

Lo yoga sulla sedia termina con esercizi di
rilassamento e meditazione, molto simili a una
ninna nanna rilassante. È una lenta discesa nella
pace, il dono supremo del relax e del sollievo
dallo stress.
Unisciti al percorso di benessere dello yoga
sulla sedia, che è aperto a tutti. Che tu sia alle
prime armi con lo yoga o abbia determinate
limitazioni fisiche, lo yoga sulla sedia può
aiutarti a diventare una persona più sana e
felice. È una pratica olistica di benessere che
offre a chiunque la cerchi il dono di una
maggiore flessibilità, forza, equilibrio e
rilassamento.

Ricorda, l'età è solo un numero e con lo yoga
sulla sedia il piacere è illimitato! Siediti e
preparati a partire per un'avventura pensata

appositamente per i nostri vivaci anziani di età superiore ai 60 anni. Il tuo benessere ti aspetta!

Cosa rende lo yoga sulla sedia diverso dallo yoga tradizionale

Nel dinamico mondo dello yoga, l'innovazione spesso si traduce nello sviluppo di pratiche personalizzate in base a requisiti specifici. Una di queste evoluzioni è lo Chair Yoga, un approccio che differisce dalle tradizionali attività basate sul tappetino. In questa indagine, esaminiamo gli elementi distintivi che differenziano lo Chair Yoga dallo Yoga tradizionale.

Accessibilità ridefinita

Chair Yoga è un faro di inclusività, rendendo la pratica accessibile a un pubblico più vasto, in particolare a coloro che hanno problemi di mobilità o capacità fisiche limitate. L'uso di una sedia come supporto semplifica le posture complesse, consentendo a persone di vari livelli di forma fisica di trarre beneficio dallo yoga.

Delicato sulle articolazioni, potente nell'impatto

Lo yoga tradizionale a volte include posizioni di carico che possono affaticare le articolazioni, specialmente per gli anziani o per chi ha limitazioni fisiche. Lo yoga sulla sedia, d'altro canto, riduce l'impatto sulle articolazioni preservando l'efficacia dell'esercizio. Questa tecnica più blanda consente agli individui di raccogliere tutti i benefici dello yoga riducendo al minimo lo stress sulle aree sensibili.

Integrazione perfetta nella vita quotidiana
La bellezza dello Yoga sulla sedia è che si integra perfettamente nelle attività quotidiane. Che tu sia al lavoro, a guardare la TV o a bere una tazza di tè, la sedia può essere il tuo studio di yoga. Questa praticità abbassa le barriere alla pratica persistente, incoraggiando le persone a integrare perfettamente i movimenti consapevoli nella loro vita quotidiana.

Supporto e stabilità
La sedia diventa un'alleata affidabile nello Yoga sulla sedia, offrendo una solida base per le persone che hanno difficoltà con l'equilibrio. Questo supporto aggiuntivo promuove un senso di sicurezza, consentendo ai partecipanti di concentrarsi sulla sostanza della pratica senza preoccuparsi di potenziali cadute o instabilità. È yoga con una rete di sicurezza integrata.

Su misura per diverse abilità

Chair Yoga sottolinea la versatilità, offrendo adattamenti per adattarsi a un'ampia gamma di abilità. Che tu sia uno yogi esperto in cerca di una nuova profondità nella tua pratica o un principiante che esplora il mondo dello yoga, Chair Yoga accoglie tutti i livelli di abilità, offrendo un ambiente inclusivo che celebra il progresso individuale.

La respirazione consapevole è al centro della scena

Mentre lo yoga tradizionale si concentra molto sul controllo del respiro, lo Yoga sulla sedia porta questa componente a nuovi livelli. La pratica combina una respirazione attenta con movimenti moderati, che rafforzano la connessione mente-corpo. I partecipanti possono sperimentare i vantaggi terapeutici della respirazione controllata senza le richieste fisiche di posizioni più faticose.

Riduzione dello stress senza sforzo

Chair Yoga è una tecnica per ridurre lo stress senza lo sforzo che deriva da allenamenti fisici intensi. Il tono rilassante della pratica incoraggia il rilassamento, rendendola un'eccellente alternativa per coloro che cercano i vantaggi generali dello yoga, come una migliore salute mentale e livelli di stress ridotti.

Chair Yoga esemplifica la progressione dello yoga enfatizzando inclusività, adattabilità e praticità. Deviando dalle regole tradizionali, Chair Yoga consente a un ampio spettro di persone di sperimentare il potere trasformativo dello yoga, riaffermando l'idea che l'essenza di questa antica pratica può essere apprezzata da chiunque, indipendentemente dalle limitazioni fisiche o dal livello di esperienza.
Predisponi lo spazio e l'attrezzatura.

Impostazione dello spazio e dell'attrezzatura

Creare un ambiente invitante e confortevole è il primo passo verso una pratica di successo di Chair Yoga. Trasforma l'ambiente circostante in un rifugio dove coesistono pace e consapevolezza. Ecco una guida dettagliata su come allestire la tua area e scegliere l'attrezzatura corretta per un'eccellente pratica di Chair Yoga.

Scegliere la sedia perfetta

Inizia selezionando una sedia solida e comoda. Scegline una senza ruote per garantire stabilità durante la pratica. La sedia ideale consente ai tuoi piedi di appoggiarsi completamente sul pavimento, assicurando una postura comoda e radicata. Lascia che la tua sedia serva da simbolo di supporto mentre inizi il tuo percorso yoga.

Liberare la strada verso la pace

Riordina il tuo spazio per creare un'atmosfera pacifica. Rimuovi qualsiasi ostacolo e distrazione, consentendo all'energia positiva di fluire liberamente. Considera di introdurre luci soffuse, colori rilassanti o oggetti personali che diano gioia alla tua stanza per creare un senso di tranquillità e consapevolezza.

Posizionamento consapevole del tappetino
Lo Yoga sulla sedia non richiede un tipico tappetino da yoga, ma posizionare un tappetino antiscivolo sotto la sedia offre uno strato di supporto extra. Ciò mantiene la sedia in posizione, consentendoti di concentrarti sulla pratica senza preoccuparti di scivolare o scivolare mentre ti muovi.

Accessori per un comfort aggiuntivo
Aumenta il tuo comfort con accessori extra. Per offrire supporto e imbottitura extra, posiziona cuscini o coperte piegate sul sedile o sullo schienale della sedia. Questo tocco unico rende la tua area yoga un rifugio di comfort, abbracciandoti mentre ti immergi nella pratica.

Illuminazione e atmosfera
Prestate molta attenzione all'illuminazione, poiché è essenziale per creare un'atmosfera rilassante. È preferibile la luce naturale, ma se non è possibile, scegliete un'illuminazione artificiale delicata e calda. Considerate l'utilizzo

di candele profumate o oli essenziali per
risvegliare i sensi e migliorare l'atmosfera
generale della vostra sala yoga.

Zona senza tecnologia

Rendi la tua sala yoga una zona libera dalla
tecnologia. Spegni i tuoi telefoni, iPad e altri
dispositivi elettronici per ridurre le distrazioni.
Accetta l'opportunità di staccarti dal mondo
digitale e di partecipare veramente al momento
presente, con conseguente maggiore
connessione con la tua pratica.

Spazio per muoversi

Disporre l'arredamento in modo da lasciare
molto spazio attorno alla sedia. Ciò consente di
muovere liberamente braccia e gambe senza
alcuna restrizione. L'apertura della stanza
consente transizioni fluide tra le pose, il che
migliora il flusso della sessione di Chair Yoga.

Tocchi di ispirazione personalizzati

Infondete nella vostra area tocchi personali che
eccitano e motivano. Questo potrebbe
incorporare messaggi motivanti, fotografie di
persone care o simboli con un significato
speciale. Questi aspetti fungono da promemoria

del vostro viaggio e aggiungono un ulteriore livello di incentivo alle vostre sessioni di Chair Yoga.

Dedicando tempo e attenzione all'allestimento della tua stanza e alla scelta dell'attrezzatura appropriata, poni le basi per una pratica di Chair Yoga gratificante. Lascia che questo posto rifletta la tua dedizione alla cura di te stesso e al benessere, un santuario in cui puoi rinfrescare la tua mente, il tuo corpo e la tua anima con ogni respiro e movimento.

CONSIDERAZIONI SULLA SICUREZZA

Riscaldamento e defaticamento consapevoli
Includi semplici attività di riscaldamento e
defaticamento nel tuo regime di Chair Yoga per
dare priorità alla salute dei tuoi muscoli e delle
tue articolazioni. Questa attività aiuta il tuo
corpo a prepararsi all'azione riducendo al
contempo la possibilità di stiramenti e infortuni.
Inizia ogni sessione con movimenti lenti e
deliberati e termina con allungamenti rilassanti.

Stabilità e posizione della sedia
Posiziona la sedia su una superficie solida,
libera da impedimenti che potrebbero causare
inciampi o instabilità. Verifica che la sedia sia
in buone condizioni, senza pezzi allentati.
Posiziona la sedia su una superficie antiscivolo,
come un tappetino da yoga, per evitare
movimenti indesiderati durante la pratica.

**Adattamento della posa alle capacità
personali**
Abbraccia la filosofia dello Yoga sulla sedia
adattando le posizioni alle tue capacità
specifiche. Evita di spingerti oltre i tuoi limiti
confortevoli e presta molta attenzione agli

avvertimenti del tuo corpo. Se una posizione ti mette a disagio o ti causa disagio, modificala o evitala del tutto. Lo Yoga sulla sedia riguarda lo sviluppo della consapevolezza di sé e la celebrazione della tua esperienza individuale.

Consapevolezza dell'ambiente circostante

Pratica lo Yoga sulla sedia in un'area ben illuminata e ben ventilata. Mantieni la consapevolezza dell'ambiente circostante per evitare collisioni involontarie con mobili o altri oggetti. Assicurati che l'area di pratica sia priva di pericoli, risultando in un rifugio sicuro per il tuo viaggio yoga.

Rispettare i limiti fisici

Ognuno è unico ed è fondamentale riconoscere i propri limiti fisici. Se hai problemi alle articolazioni, infortuni o malattie croniche, resta nella tua zona di comfort. Lo Yoga sulla sedia consente adattamenti, mantenendo la pratica accessibile e sicura per persone di tutte le abilità.

Idratazione e comfort

Mantieniti idratato durante la tua sessione di Chair Yoga. Tieni a portata di mano una bottiglia d'acqua e sorseggiala quando necessario. Indossa abiti comodi e traspiranti per evitare di surriscaldarti e usa oggetti di scena come cuscini o coperte per aggiungere comfort e supporto durante le pose.

Consapevolezza del respiro
Durante Chair Yoga, concentrati sul tuo respiro. Per aumentare il rilassamento e la consapevolezza, evita di trattenere il respiro e pratica invece una respirazione controllata e ritmica. La consapevolezza del respiro non solo migliora l'efficacia dell'esercizio, ma crea anche una connessione più forte con il tuo corpo.

Calzature sicure
Se preferisci indossare calzature durante la pratica, assicurati che siano solide e offrano un supporto adeguato. Evita scarpe con suole lisce che potrebbero compromettere il tuo equilibrio. Considera di allenarti a piedi nudi per migliorare la tua connessione con il terreno e la tua stabilità.

Capitolo Uno

FONDAMENTI DELLO YOGA SULLA SEDIA

Postura seduta

Sedetevi comodamente su una sedia stabile, con i piedi ben appoggiati sul pavimento.

Mantieni la colonna vertebrale dritta e le spalle rilassate.

Posiziona le mani sulle cosce o sulle ginocchia, con i palmi rivolti verso il basso o verso l'alto, a seconda delle tue preferenze.

Respirazione Pensierosa

Praticate una respirazione profonda e meditata per rilassarvi.

Inspira attraverso il naso, espandi il diaframma, quindi espira attraverso la bocca.

Integrare respiro e movimento per favorire la connessione mente-corpo.

Riscaldamento delicato

Iniziare con attività di riscaldamento delicate per preparare al movimento.

Aumenta la tua flessibilità eseguendo esercizi di allungamento del collo, rotazioni delle spalle e torsioni da seduto.

Esercizi di mobilità articolare
Eseguire esercizi per favorire la completa gamma di movimento.
Includere esercizi per polsi, caviglie e fianchi per migliorare la flessibilità delle articolazioni.

Saluti al sole
Personalizza la classica sequenza del saluto al sole per la pratica del sabato.
Eseguire esercizi come allungamenti verso l'alto, piegamenti in avanti e torsioni moderate.

Stabilità ed equilibrio
Utilizzare posizioni per migliorare la stabilità e l'equilibrio.
Rafforza la parte inferiore del corpo eseguendo sollevamenti delle gambe da seduti, toccando i talloni e sollevando le dita dei piedi.

Pose di rafforzamento
Utilizzare posizioni di rafforzamento mirate a diverse aree muscolari.

Tra gli esempi rientrano gli squat seduti, le posizioni del guerriero seduto e i curl con i bicipiti con pesi minimi.

Strategie di rilassamento

Concludere la sessione con strategie di rilassamento per migliorare la salute mentale. Possono essere utili l'immaginazione guidata, la respirazione attenta o una breve meditazione.

Consapevolezza mente/corpo

Mantenere la consapevolezza della connessione mente-corpo durante l'intera attività. Presta molta attenzione alle sensazioni che provi con ogni azione e al suo impatto sul tuo corpo.

Modifiche alla sedia

Utilizzare oggetti di scena o adattare le pose in base alle capacità individuali. Per garantire la sicurezza, assicurarsi che la sedia sia solida e posizionata su una superficie antiscivolo.

La costanza è essenziale per ottenere i benefici dello yoga sulla sedia. Pianifica sessioni

frequenti per aumentare la flessibilità, la forza e
il benessere generale.
Prestare attenzione al passaggio da una
posizione all'altra. Muoversi lentamente e con
decisione per evitare movimenti bruschi che
potrebbero causare disagio.

Esercizi di riscaldamento delicati

Inizia la tua pratica di yoga sulla sedia con semplici attività di riscaldamento pensate appositamente per gli anziani per aumentare energia e ottimismo. Questi movimenti pratici e piacevoli sono pensati per energizzare il corpo e la mente, gettando le basi per una pratica di yoga sulla sedia appagante e rivitalizzante.

Rotoli per il collo
Inizia sedendoti comodamente sulla sedia, tenendo la spina dorsale dritta. Inspira, quindi espira abbassando il mento sul petto, ruotando delicatamente la testa da un lato e ripetendo il movimento circolare, riportando la testa in basso e girandola verso il lato opposto.
Durata: 30 secondi

Scrollate di spalle
Inspira profondamente e solleva le spalle fino alle orecchie. Mantieni la posizione per un momento, quindi espira mentre le abbassi.
Ripeti per 1 minuto, concentrandoti sullo stiramento verso l'alto durante l'inspirazione e sul rilassamento durante l'espirazione.

Cerchio del braccio

Estendi le braccia ai lati, all'altezza delle spalle.
Fai dei piccoli cerchi con i palmi e aumenta
gradualmente la loro dimensione. Dopo 30
secondi, inverti la direzione dei cerchi.

Stretching gatto-mucca seduti

Sedetevi nella parte anteriore della sedia, con i
piedi ben appoggiati sul pavimento. Inspirate,
inarcate la schiena e sollevate il petto in avanti
(posizione della mucca). Espirate, ruotate la
spina dorsale e avvicinate l'ombelico alla spina
dorsale (posizione del gatto). Ripetete questa
azione fluida per 1 minuto, armonizzando
respiro e movimento.

Piegamento in avanti da seduti

Sedetevi sul bordo anteriore della sedia, con i
piedi alla larghezza dei fianchi. Inspirate,
allungate la spina dorsale, quindi espirate,
piegatevi sui fianchi e allungate le mani verso i
piedi.
Durata: 30 secondi

Rotolamento della caviglia

Solleva un piede da terra e ruota la caviglia in senso orario e antiorario. Ripeti con l'altro piede.
Durata: 1 minuti

Sollevamento delle ginocchia da seduti

Sedetevi dritti, con i piedi ben appoggiati sul pavimento. Inspirate, sollevate un ginocchio al petto, quindi espirate mentre lo abbassate di nuovo. Ripetete sull'altro ginocchio.
Durata: 1 minuti

Torsione della colonna vertebrale da seduti

Sedetevi con la schiena dritta e i piedi ben appoggiati sul pavimento. Inspirate, allungate la spina dorsale ed espirate mentre ruotate il busto da un lato, appoggiando la mano opposta sulla parte esterna della coscia. Mantenete la posizione per 20-30 secondi, quindi passate al lato opposto.

Stretching del polso e delle dita

Estendi le braccia davanti a te, con i palmi rivolti verso il basso. Fletti i polsi verso l'alto e verso il basso, quindi ruotali in senso orario e antiorario. Allunga le dita in modo indipendente prima di creare un pugno.

Durata: 2 minuti

Allungamento laterale da seduti
Sedetevi con entrambi i piedi ben piantati a
terra. Inspirate e sollevate un braccio sopra la
testa mentre vi piegate delicatamente verso
l'altro lato. Mantenete la posizione per 20-30
secondi, sentendo uno stiramento sul lato del
busto. Ripetete sul lato opposto.

Sollevamento delle gambe da seduti
Sedetevi verso il bordo anteriore della sedia,
afferrandovi ai lati per supporto. Inspirate,
sollevate una gamba dritta, quindi espirate
mentre la fate scendere di nuovo. Ripetete per la
gamba opposta.
Durata: 2 minuti

Apertura del torace da seduti
Sedetevi dritti, con le mani giunte dietro la
schiena. Inspirate, sollevate il petto e spingete
leggermente le scapole l'una contro l'altra.
Mantenete la posizione per 20-30 secondi,
sentendo lo stiramento sul petto e sulle spalle.

Cerchio dell'anca seduto

Sedetevi comodamente, con i piedi ben appoggiati sul pavimento. Inspirate, quindi espirate mentre ruotate lentamente i fianchi in modo circolare. Dopo 30 secondi, cambiate direzione.

Marcia seduta
Siediti con la schiena dritta e solleva un ginocchio al petto, quindi abbassalo mentre sollevi l'altro.
Durata: 2 minuti

Oscillazioni laterali delle gambe da seduti
Sedetevi con le gambe distese. Inspirate mentre fate oscillare una gamba verso l'esterno, quindi espirate mentre la riportate al centro. Ripetete sul lato opposto.
Durata: 2 minuti

Saluto al sole seduto
Inspira tenendo le mani unite in preghiera e solleva le braccia verso l'alto. Espira e abbassa le mani al cuore.
Durata: 2 minuti

POSIZIONI SEDUTE E ALLINEAMENTO

Posizione della montagna (Tadasana)

Allineare i piedi alla larghezza dei fianchi.
Contrai il core, allunga la colonna vertebrale e
distendi le braccia lungo i fianchi con i palmi
rivolti in avanti.
Durata: 30 secondi.

Stretching gatto-mucca su sedia

Sedetevi sul bordo della sedia, con le mani sulle
ginocchia, inarcate la schiena (posizione della
mucca) e poi curvate la colonna vertebrale
(posizione del gatto).
Fluire attraverso la sedia Gatto-Mucca
Durata: 1 minuto.

Piegamento in avanti da seduti

Sedetevi nella parte anteriore della sedia con i
piedi appoggiati sul pavimento. Inspirate,
allungate la spina dorsale ed espirate,
piegandovi sui fianchi e raggiungendo le dita
dei piedi.
Mantenere la posizione piegata in avanti da
seduti per 20-30 secondi.

Posizione del guerriero I (Virabhadrasana I)

Sedetevi con un piede in avanti e il ginocchio
ad angolo retto. Estendete la gamba opposta
indietro, le braccia sopra la testa e raddrizzate i
fianchi in avanti.
Durata: 45 secondi.

Posizione del piccione sulla sedia
Sedetevi con una caviglia incrociata sul
ginocchio opposto, piegandovi in avanti e
mantenendo la colonna vertebrale dritta.
Esegui questa posizione per 30 secondi per lato.

Torsione seduta (Ardha Matsyendrasana)
Sedetevi dritti con le mani sulle ginocchia
opposte e ruotate lentamente. Mantenete la
posizione per 20-30 secondi prima di cambiare
lato.

**Posizione del Guerriero della Sedia II
(Virabhadrasana II)**
Sedetevi con un ginocchio piegato a 90 gradi e
le braccia distese ai lati.
Durata: 30 secondi

Posizione dell'albero seduto (Vrksasana)

Sedetevi con la schiena dritta, un piede sulla parte interna della coscia o sul polpaccio e le mani in preghiera.
Durata: 30 secondi per lato

Posizione dell'aquila seduta

Incrocia una coscia sull'altra e intreccia le braccia, con i palmi delle mani uniti se possibile. Solleva leggermente i gomiti.
Durata: 30 secondi per lato.

Gomukhasana (posizione della faccia di mucca seduta)

Metti un ginocchio sopra l'altro, assicurandoti che siano il più allineati possibile. Porta un braccio sopra la testa, piegando il gomito, e allunga l'altra mano dietro la schiena, cercando di afferrare le dita.
Durata: 30 secondi per lato.

Posizione della ghirlanda seduta (Malasana)

Sedetevi in avanti su una sedia con i piedi ben divaricati e le dita dei piedi rivolte verso l'esterno. Sporgetevi in avanti con il petto tra le ginocchia e mettete le mani in posizione di preghiera.
Durata: 45 secondi

Plank laterale seduto

Sedetevi sul bordo della sedia, appoggiate una mano sul sedile e sollevate i fianchi verso il soffitto. Estendete il braccio opposto sopra la testa.
Durata: 30 secondi

Posizione della barca sulla sedia (Navasana)

Sedetevi sul bordo della sedia, inclinatevi leggermente all'indietro e sollevate le gambe a un angolo di 45 gradi. Estendete le braccia in avanti.
Durata: 30 secondi

Posizione della farfalla seduta (Baddha Konasana)

Sedetevi con la schiena dritta, i piedi uniti e le ginocchia delicatamente premute verso il pavimento.
Durata: 1 minuti

Capitolo due

Asana (posizioni) seduti

Piegamento in avanti da seduti
Posizionatevi sul bordo della sedia, con i piedi
ben appoggiati sul pavimento e la colonna
vertebrale dritta.
Inspirate profondamente e allungate la colonna
vertebrale verso il soffitto.
Espira lentamente, piegati sui fianchi e piegati
in avanti con un movimento controllato.
Allunga le braccia in avanti fino a raggiungere
le dita dei piedi o comunque fino a una distanza
che ti risulta comoda.
Durata: ripetere 1-2 volte, mantenendo ogni
allungamento per 20-30 secondi

Torsione seduta (Ardha Matsyendrasana)
Sedetevi sulla sedia tenendo la colonna
vertebrale dritta.
Metti una mano sul ginocchio opposto e l'altra
sullo schienale della sedia.
Inspira, allunga la colonna vertebrale, quindi
espira e ruota delicatamente il busto all'indietro,
guardandoti alle spalle.

Durata: mantenere la posizione per 20-30 secondi per lato.

Torsione della colonna vertebrale sulla sedia con allungamento delle braccia Siediti sul bordo della sedia con i piedi ben appoggiati sul pavimento.

Inspira, solleva un braccio, quindi espira mentre ti giri verso il lato opposto.

Allunga il braccio alzato dietro di te, quindi ruota la testa per guardare oltre la tua spalla.

Durata: mantenere la posizione per 20 secondi su ciascun lato.

Torsione del gatto-mucca seduto

Sedetevi in avanti sulla sedia, con le mani sulle ginocchia.

Inspira, inarca la schiena (posizione della mucca), quindi espira, curva la colonna vertebrale (posizione del gatto).

Ruotare delicatamente ciascun lato per aumentare l'allungamento.

Durata: scorrere per 1 minuto.

Aquila seduta in torsione

Incrocia una gamba sull'altra, avvolgendo il piede attorno al polpaccio, se lo desideri.

Inspira, solleva le braccia ed espira incrociando un gomito sull'altro e unendo i palmi delle mani.
Durata: mantenere la posizione per 20-30 secondi e poi cambiare lato.

Posizione del Signore dei Pesci a metà sedia
Sedetevi con le gambe distese, piegate un ginocchio e posizionate il piede all'esterno del ginocchio opposto.
Inspira, allunga la colonna vertebrale ed espira ruotando verso il ginocchio piegato.
Durata: mantenere la posizione per 20-30 secondi per lato.

DELICATI STRETCHING PER COLLO E SPALLE

Inclinazioni del collo

Sedetevi comodamente con la schiena dritta.

Inclina lentamente la testa da un lato, avvicinando l'orecchio alla spalla.

Mantieni la posizione per 15 secondi, avvertendo un leggero stiramento ai lati del collo.

Durata: ripetere sul lato opposto. Puntare a 2 serie per lato.

Rotazione del collo

Sedetevi in posizione eretta e inclinate lentamente la testa da un lato, avvicinando il mento alla spalla.

Mantenere la posizione per 15 secondi, avvertendo un leggero allungamento del collo.

Durata: ripetere sul lato opposto. Puntare a due serie per lato.

Rotoli di spalle

Sedetevi con le spalle rilassate.

Inspira, solleva le spalle fino alle orecchie, quindi espira e muovile avanti e indietro con movimenti circolari.

Durata: eseguire per 30 secondi prima di passare alle capriole in avanti per altri 30 secondi.

Allungamento delle spalle da seduti

Sedetevi con la schiena dritta e allungate il braccio destro davanti al petto.
Utilizzando la mano sinistra, spingi delicatamente il braccio destro verso di te.
Durata: mantenere la posizione per 20-30 secondi per lato.

Retrazione ed estensione del collo

Sedetevi comodamente e portate il mento al petto (retrazione del collo).
Inclinare lentamente la testa all'indietro, guardando il soffitto (estensione del collo).
Durata: 1 minuti

Allungamento laterale del collo da seduti

Sedetevi con la schiena dritta e le spalle rilassate.
Inspira per allungare il collo, quindi espira inclinando delicatamente la testa da un lato.
Durata: mantenere la posizione per 15-20 secondi per lato.

Rotazione del collo da seduti con resistenza

Sedetevi con la schiena dritta, intrecciate le dita
e posizionate le mani dietro la testa.
Resisti delicatamente con le mani mentre giri la
testa da un lato.
Durata: mantenere la posizione per 15 secondi
su entrambi i lati.

Compressione della scapola da seduti

Sedetevi comodamente e avvicinate le scapole.
Mantenete la posizione per un momento.
Rilascia e ripeti il movimento, concentrandoti
sul coinvolgimento dei muscoli tra le scapole.
Durata: 1 minuti

Allungamento delle spalle incrociate da seduti
Siediti con la schiena dritta, solleva il braccio
destro e portalo davanti al petto.
Utilizzando la mano sinistra, spingi
delicatamente il braccio destro verso di te.
Durata: 20-30 secondi per lato.

Scrollate di spalle con cerchi del collo

Inspira e solleva le spalle verso le orecchie.
Espira, ruota le spalle indietro e verso il basso e
completa un delicato movimento circolare del
collo su ciascun lato.

Durata: 1 minuti

Capitolo tre

Rafforzamento del core ed equilibrio

Sollevamento delle gambe da seduti
Sedetevi con la schiena dritta e i piedi ben appoggiati sul pavimento.
Inspira e solleva una gamba dritta davanti a te.
Durata: Mantieni la posizione per 10-15 secondi e poi abbassa. Ripeti con la gamba opposta.

Estensioni del ginocchio da seduti
Sedetevi con la schiena dritta, allungate una gamba e mantenete la posizione per un momento.
Fletti il piede, puntalo e poi abbassa di nuovo la gamba.
Durata: ripetere ogni gamba per 30 secondi

Calcio di bicicletta seduto
Sedetevi comodamente, inclinatevi leggermente indietro e sollevate le gambe da terra.

Esegui il movimento della bicicletta portando un ginocchio al petto e distendendo l'altra gamba.
Durata: 1 minuto.

Tocchi delle dita seduti
Sedetevi con la schiena dritta e i piedi ben appoggiati a terra.
Solleva un piede e batti le dita contro il pavimento davanti a te.
Durata: tocca per 15 secondi e poi cambia gamba.

Estensione incrociata delle gambe da seduti
Incrocia una gamba sull'altra, passandola all'altezza delle caviglie.
Mantenere la parte inferiore della gamba dritta per un po' prima di cambiare lato.
Durata: mantenere la posizione per 20-30 secondi per lato.

Sollevamento dei talloni da seduti
Sedetevi con i piedi ben appoggiati sul pavimento.
Solleva i talloni dal pavimento, il più in alto possibile, senza sentirti a disagio.
Durata: 30 secondi.

Cerchi per le caviglie seduti

Sedetevi con la schiena dritta, allungate una gamba e ruotate lentamente la caviglia in senso circolare.

Cambiare direzione dopo alcuni giri.

Durata: eseguire 15 secondi per gamba.

Torsione incrociata delle gambe da seduti

Incrocia una gamba sull'altra all'altezza del ginocchio.

Inspira e sposta lentamente il busto verso la gamba incrociata.

Durata: mantenere la posizione per 20-30 secondi per lato.

Sollevamento laterale delle gambe da seduti

Sedetevi con la schiena dritta e appoggiate le mani sui bordi della sedia per sostenervi.

Sollevare una gamba lateralmente e tenerla dritta.

Durata: Mantieni la posizione per 10 secondi, quindi abbassa. Ripeti con la gamba opposta.

Conchiglie sedute

Sedetevi con le ginocchia piegate e i piedi ben appoggiati sul pavimento.

Allunga le ginocchia ai lati, attivando i muscoli
della parte esterna della coscia.
Durata: 30 secondi.

POSIZIONI PER IL RAFFORZAMENTO DEL CORE

Piegamento delle ginocchia da seduti

Sedetevi con la schiena dritta, contraete i muscoli del busto e sollevate entrambe le ginocchia al petto.

Durata: Mantieni la posizione per 15 secondi e poi allunga le gambe. Ripeti per 1 minuto.

Torsioni russe sedute

Sedetevi comodamente, inclinatevi leggermente indietro e sollevate i piedi da terra.

Ruota il busto da un lato all'altro mentre tocchi il terreno accanto a te con le mani.

Durata: 1 minuto.

Sollevamento delle gambe da seduti

Sedetevi con la schiena dritta e le gambe distese.

Sollevare una gamba alla volta, utilizzando i muscoli addominali inferiori.

Sollevamento alternato delle gambe per 30 secondi.

Posizione della barca seduta

Sedetevi con la schiena dritta, inclinatevi leggermente indietro e sollevate le gambe fino a formare una V.
Allunga le braccia in avanti e parallelamente al terreno.
Durata: 20-30 secondi.

Crunch in bicicletta seduti
Sedetevi con le mani dietro la testa e le ginocchia piegate.
Con un movimento di torsione, solleva un ginocchio al petto e porta il gomito opposto verso di esso.
Durata: 1 minuto.

Plank laterale seduto
Siediti sul bordo della sedia, appoggia una mano sul sedile e solleva i fianchi verso il soffitto.
Allunga il braccio opposto sopra la testa, tracciando una linea retta dalle dita delle mani a quelle dei piedi.
Durata: mantenere la posizione per 20 secondi su ciascun lato.

Scalatori seduti

Sedetevi dritti, inclinatevi leggermente indietro
e sollevate le gambe fino al petto, muovendovi
in modo alternato.
Durata: 1 minuto.

Crunch inversi seduti

Sedetevi con le mani sui lati della sedia,
inclinatevi indietro e tirate le gambe verso il
petto.
Durata: 30 secondi.

Crunch laterali seduti

Per eseguire un crunch laterale, siediti con la
schiena dritta, tieni una mano sulla testa e porta
il gomito al ginocchio opposto.
Durata: eseguire 15 ripetizioni per lato.

Plank seduto con sollevamento delle gambe

Sedetevi sul bordo della sedia, con le mani sul
sedile e le gambe dritte.
Solleva una gamba alla volta, attivando il core e
i glutei.
Durata: eseguire 30 secondi di sollevamento
alternato delle gambe.

ESERCIZI PER LA MOBILITÀ DELLA CAVIGLIA E DEL PIEDE

Cerchi della caviglia seduti

Sedetevi con la schiena dritta e i piedi ben appoggiati a terra.

Solleva un piede, quindi ruota lentamente la caviglia con un movimento circolare.

Durata: eseguire 15 secondi in ogni direzione con ciascun piede.

Tocchi delle dita seduti

Sedetevi comodamente, con i piedi ben appoggiati.

Solleva un piede e tocca con le dita il terreno davanti a te.

Durata: picchiettare per 15 secondi con ciascun piede.

Flessione e punta del piede seduto

Sedetevi con le gambe distese e i piedi flessi.

Punta le dita dei piedi, poi fletti i piedi, alternando le due posizioni.

Durata: 30 secondi.

Sollevamento dei talloni da seduti

Sedetevi con i piedi ben appoggiati sul
pavimento.
Solleva i talloni dal pavimento, il più in alto
possibile, senza sentirti a disagio.
Durata: 30 secondi.

Disegno dell'alfabeto seduto
Sollevare leggermente un piede da terra.
Con l'alluce "disegna" le lettere dell'alfabeto
nell'aria
Completa l'alfabeto, quindi passa al piede
opposto.
Durata: 30 secondi

ESERCIZI PER POLSI E MANI

Cerchi del polso

Allunga le braccia davanti a te.
Ruota i polsi con delicati movimenti circolari,
prima in senso orario e poi antiorario.
Durata: eseguire 15 secondi in ciascuna
direzione.

Tocchi con le dita

Batti un dito alla volta sul pollice, formando un
movimento fluido.
Durata: eseguire per 20 secondi.

Il pugno si apre e si chiude

Chiudi le mani a pugno, poi aprile per allungare
le dita.
Durata: ripetere per 30 secondi.

Allungamento dei flessori del polso

Allunga il braccio destro con il palmo rivolto
verso il basso.
Utilizzando la mano sinistra, premere
delicatamente sulle dita per espandere il polso.
Durata: mantieni la posizione per 15 secondi,
quindi passa all'altra mano.

Allungamento dell'estensore del polso

Allunga il braccio destro con il palmo rivolto verso l'alto.

Premere delicatamente la mano sinistra sul dorso della mano per allungare il polso.

Durata: mantieni la posizione per 15 secondi, quindi passa all'altra mano.

Capitolo quattro

Esercizi Yoga per migliorare la flessibilità

Saluti al sole (Surya Namaskar)
Inizia con una serie di Saluti al sole per riscaldare tutto il corpo. Questa sequenza dinamica coinvolge più gruppi muscolari e promuove la flessibilità nella colonna vertebrale, nelle spalle e nei fianchi. Fluisci attraverso ogni postura con una connessione consapevole con il tuo respiro, lasciando che guidi i tuoi movimenti.

Cane a testa in giù (Adho Mukha Svanasana)
Questa posa fondamentale allunga tutta la parte posteriore del corpo, dai polpacci alla spina dorsale. Concentrati sull'allungamento della spina dorsale, sulla messa a terra dei talloni e sul rilascio della tensione nelle spalle. Con una pratica costante, noterai una maggiore flessibilità nei muscoli posteriori della coscia e una maggiore ampiezza di movimento nelle spalle.

Piegamento in avanti (Uttanasana)

Rilassati delicatamente in Uttanasana per allungare i muscoli posteriori della coscia, la parte bassa della schiena e la colonna vertebrale. Lascia che il tuo corpo si arrenda alla gravità, mantenendo una leggera flessione delle ginocchia se necessario. Con il tempo, scoprirai che la tua flessibilità aumenta man mano che ti avvicini a questa posa con un senso di resa e apertura.

Posizioni del guerriero (Virabhadrasana I e II)

Incorpora Warrior I e II per migliorare la flessibilità di fianchi, cosce e inguine. Queste posizioni sviluppano forza e stabilità, incoraggiando al contempo un profondo allungamento nella parte inferiore del corpo. Abbraccia l'energia potenziante del guerriero mentre sprofondi gradualmente in queste posizioni, sentendo l'espansione della tua gamma di movimento.

Posizione del piccione (Eka Pada Rajakapotasana)

Pigeon Pose si concentra su fianchi, cosce e inguine, offrendo un profondo allungamento che rilascia la tensione e promuove la flessibilità. Avvicinati a questa posa con pazienza e usa degli attrezzi se necessario, consentendo al tuo corpo di adattarsi e aprirsi gradualmente. La chiave è onorare il viaggio unico del tuo corpo.

Piegamento in avanti da seduti (Paschimottanasana)

Il piegamento in avanti seduto è una postura seduta che allunga tutta la parte posteriore del corpo, in particolare la colonna vertebrale e i muscoli posteriori della coscia. Tieni la colonna vertebrale lunga e coinvolgi il core mentre ti pieghi in avanti. Una pratica costante porterà a una maggiore flessibilità nella catena posteriore.

Posizione del muso di mucca (Gomukhasana)

Questa posizione seduta è mirata a spalle, petto e fianchi. Mentre lavori per allineare le ginocchia e impilarle una sull'altra, sentirai un profondo allungamento nei fianchi e nelle spalle. Abbraccia la sfida con un senso di determinazione e fiducia nella capacità del tuo corpo di evolversi.

L'importanza della flessibilità

La flessibilità non è solo un attributo fisico; è
una porta per sbloccare il vasto potenziale nei
nostri corpi e nelle nostre menti. Nella ricerca di
un sé più flessibile, intraprendiamo un viaggio
di empowerment e auto-scoperta.
Approfondiamo la profonda importanza della
flessibilità e come trascenda i confini del corpo,
arricchendo le nostre vite in modi che si
estendono ben oltre il tappetino da yoga.

Libertà fisica e vitalità
La flessibilità è la pietra angolare della libertà
fisica, che ci garantisce la capacità di muoverci
con grazia e facilità. Mentre miglioriamo la
nostra gamma di movimento, coltiviamo la
vitalità, consentendo al corpo di navigare le
richieste della vita quotidiana con fluidità.
Abbraccia la gioia del movimento mentre apri
le porte alla liberazione fisica.

Connessione mente-corpo
La ricerca della flessibilità è un viaggio
nell'intricata danza tra corpo e mente. Ogni
allungamento, ogni posa, diventa una
conversazione tra queste due entità, favorendo

una profonda connessione. Attraverso il respiro
e il movimento consapevole, colmiamo il
divario, creando armonia ed equilibrio dentro di
noi.

Resilienza emotiva

La flessibilità si estende oltre il regno fisico,
influenzando la nostra resilienza emotiva.
Quando impariamo ad adattarci e a fluire con i
cambiamenti nelle nostre vite, costruiamo uno
spirito resiliente. La capacità di piegarci senza
romperci, sia fisicamente che emotivamente, ci
dà il potere di affrontare le sfide con un
atteggiamento aggraziato e composto.

Potenziamento attraverso la sfida

La ricerca della flessibilità è un viaggio segnato
da sfide e trionfi. Ogni volta che ci avviciniamo
al limite della nostra zona di comfort, ci
confrontiamo con l'opportunità di crescita.
Abbraccia la sfida, assaporando l'empowerment
che deriva dallo spingere i confini ed espandere
i propri limiti, sia dentro che fuori dal tappetino.

Riduzione dello stress e rilassamento

Un corpo flessibile è spesso un corpo più
rilassato. Il rilascio della tensione attraverso lo

stretching non solo migliora il comfort fisico, ma agisce anche come un potente antidoto allo stress. Incorporando pratiche di flessibilità nella nostra routine, creiamo un santuario di calma, favorendo un'esistenza tranquilla e piacevole.

Prestazioni migliorate nella vita quotidiana
La flessibilità non è riservata agli yogi sul tappetino; è un elemento chiave nell'arena della vita quotidiana. Dal raggiungere uno scaffale alto al chinarsi per allacciarsi le scarpe, un corpo flessibile migliora la funzionalità pratica. Deliziatevi con l'empowerment che deriva dal navigare senza sforzo tra i compiti quotidiani della vita.

Infinite possibilità
Un corpo e una mente flessibili aprono le porte a infinite possibilità. Che si tratti di esplorare nuove attività fisiche, abbracciare attività creative o affrontare le sfide con una nuova prospettiva, la flessibilità è il catalizzatore per sbloccare il nostro pieno potenziale. Abbraccia l'eccitazione dell'ignoto e la gioia di infinite possibilità.

ESERCIZI CARDIOVASCOLARI

Marcia seduti
Da seduti, sollevate le ginocchia con un movimento di marcia, concentrandovi sul mantenimento di un ritmo costante.
Durata: 5 minuti.

Rubinetti per le dita dei piedi della sedia
Batti le dita dei piedi sul pavimento davanti a te, alternando i piedi.
Aumentare il ritmo per un ulteriore potenziamento cardiovascolare.
Durata: 3-5 minuti.

Jumping Jack seduti
Simula il movimento di braccia e gambe dei jumping jack rimanendo seduto. Durata: 3 minuti.

Ginocchia alte sedute
Sollevare le ginocchia verso il petto, una alla volta.
Durata: 3-4 minuti.

Gradini laterali della sedia

Sollevare i piedi lateralmente, alternando il
piede sinistro con quello destro.
Durata: 4 minuti.

Oscillazioni delle gambe da seduti
Estendi una gamba alla volta verso un lato,
oscillandola delicatamente avanti e indietro.
Durata: 3-4 minuti per gamba.

Danza sulla sedia
Muovi le braccia e la parte superiore del corpo a
ritmo della tua musica preferita, restando
seduto.
Durata: 5 minuti.

Sollevamento dei talloni da seduti
Sollevare i talloni da terra e poi riabbassarli.
Durata: 3-4 minuti.

Ciclismo su sedia
Imita il movimento di una bicicletta stando
seduto, muovendo le gambe come se stessi
pedalando su una bicicletta. Durata: 5 minuti.

Torsioni da seduti
Ruota il busto da un lato all'altro mantenendo i
piedi ben saldi a terra, contraendo il core.

Durata: 4 minuti.

Cerchi per braccioli di sedia
Allunga le braccia ai lati ed esegui movimenti
circolari.
Durata: 3-4 minuti.

**Marcia delle gambe da seduti e allungamento
delle braccia**
Per un coinvolgimento di tutto il corpo, abbina
la marcia da seduto allo srotolamento delle
braccia sopra la testa.
Durata: 4-5 minuti.

**Sollevamento ginocchia da sedia con
sollevamento laterale delle braccia**
Sollevare le ginocchia verso il petto e
contemporaneamente alzare le braccia ai lati.
Durata: 4 minuti.

Piedi veloci seduti
Batti rapidamente i piedi sul pavimento,
simulando una marcia veloce. Aumenta
gradualmente la velocità.
Durata: 3-4 minuti.

Punzonatura della sedia

Estendi le braccia in avanti e colpisci l'aria di fronte a te, alternando le braccia. Durata: 4 minuti.

ROUTINE QUOTIDIANA DI STRETCHING

Riscaldamento

Inizia con un leggero riscaldamento per preparare il corpo agli esercizi di stretching che lo attendono.

Esercizi cardio leggeri, come la corsa sul posto o una camminata veloce per 5 minuti, aumenteranno il flusso sanguigno e la flessibilità.

Cerchi delle braccia

Mettetevi in piedi, estendete le braccia ai lati ed eseguite movimenti circolari.

Ripetere per 1 minuto, aumentando gradualmente la dimensione dei cerchi.

Allungamento gatto-mucca

Mettetevi carponi, inarcando e curvando la schiena alternativamente.

Esegui questo movimento per 2 minuti.

Oscillazioni delle gambe

Tenendosi su una superficie stabile, oscillare una gamba avanti e indietro.

Ripetere per 1 minuto su ogni gamba,

Allungamento del collo

Inclina delicatamente la testa da un lato,
avvertendo lo stiramento lungo il collo opposto.
Mantenere la posizione per 30 secondi su
ciascun lato, mantenendo un ritmo lento e
controllato.

Allungamento delle spalle

Allunga un braccio davanti al petto, tirandolo
delicatamente verso il corpo con la mano
opposta.
Mantenere la posizione per 30 secondi su
ciascun lato.

**Allungamento dei muscoli posteriori della
coscia**

Sedetevi sul pavimento con una gamba distesa e
l'altra piegata, allungando le braccia verso le
punte dei piedi.
Mantieni la posizione per 45 secondi su
ciascuna gamba, concentrandoti sul respiro e sul
rilassamento.

Allungamento dei flessori dell'anca

Inginocchiarsi su un ginocchio, mentre l'altra
gamba è piegata a un angolo di 90 gradi.

Spingi delicatamente i fianchi in avanti, avvertendo l'allungamento del flessore dell'anca.
Mantenere la posizione per 30 secondi su ciascun lato.

Capitolo cinque

Yoga per l'artrite e la salute delle articolazioni

Rotolamento del collo da seduti

Sedetevi comodamente con la schiena dritta.

Ruota delicatamente il collo con un movimento circolare, rendendo più flessibile la colonna cervicale.

Ripetere in entrambe le direzioni, mantenendo un ritmo lento e controllato.

Durata: 2 minuti

Cerchi del polso

Allunga le braccia in avanti, formando i pugni con le mani.

Ruota i polsi con movimenti circolari, alleviando la tensione nei polsi e negli avambracci.

Cambia direzione dopo 30 secondi.

Durata: 1 minuto.

Stretching gatto-mucca seduti

Siediti sul bordo della sedia con le mani sulle ginocchia.

Inspira, inarca la schiena e solleva il petto
(Mucca).
Espira, curva la schiena e porta il mento al petto
(Gatto).
Ripetere con un movimento fluido,
sincronizzando il respiro con il movimento.
Durata: 3 minuti.

Torsione delicata della sedia
Sedetevi con i piedi ben appoggiati sul
pavimento.
Inspira, allunga la colonna vertebrale e ruota
delicatamente verso un lato, tenendoti allo
schienale della sedia.
Espira, torna al centro e ripeti dall'altro lato.
Durata: 2 minuti.

Sollevamento delle gambe da seduti
Sedetevi con la schiena dritta, distendete una
gamba e sollevatela di qualche centimetro da
terra.
Tieni premuto per un momento, quindi
abbassalo.
Ripetere per ogni gamba.
Durata: 3 minuti.

Cerchi alla caviglia

Solleva un piede da terra e ruota la caviglia con un movimento circolare.
Dopo 45 secondi, cambia direzione e ripeti con l'altro piede.
Durata: 1,5 minuti.

Piegamento in avanti da seduti
Siediti sul bordo della sedia con i piedi ben appoggiati al pavimento.
Inspira, allunga la colonna vertebrale ed espira mentre ti pieghi sui fianchi, raggiungendo le punte dei piedi.
Durata: mantenere la posizione per 2 minuti.

Rotoli di spalle
Sedetevi comodamente con la schiena dritta.
Sollevate le spalle verso le orecchie, quindi ruotatele indietro e verso il basso con un movimento circolare.
Dopo 45 secondi, cambiare direzione, favorendo la flessibilità e alleviando la tensione nelle spalle.
Durata: 2 minuti.

Allungamento ginocchia al petto da seduti
Siediti con la schiena dritta e porta un ginocchio al petto, tenendolo con entrambe le mani.

Mantieni la posizione per 1 minuto, avvertendo un leggero allungamento nella parte bassa della schiena e nei fianchi.
Passa all'altra gamba e ripeti per migliorare l'equilibrio e la flessibilità.
Durata: 2 minuti.

Apriscatole
Siediti con la schiena dritta, intreccia le dita dietro la schiena e apri il petto.
Inspira profondamente, espandi il torace ed espira sollevando delicatamente le braccia.
Durata: 2 minuti.

Yoga per gestire il dolore cronico

Meditazione di respirazione profonda

Trova una posizione comoda, chiudi gli occhi e concentrati su inspirazioni ed espirazioni profonde.

Praticate la respirazione consapevole per 3 minuti.

Cerchi del collo

Sedetevi con la schiena dritta e ruotate delicatamente il collo con movimenti circolari.

Trascorri 1 minuto in ciascuna direzione.

Piegamento in avanti da seduti

Siediti sul bordo della sedia, distendi le gambe e tocca le punte dei piedi.

Durata: 2 minuti.

Posizione del bambino supportata

Inginocchiati su un cuscino, distendi le braccia in avanti e appoggia la fronte su un altro cuscino.

Durata: 3 minuti.

Stretching delicato gatto-mucca

Mettetevi a quattro zampe e inginocchiati,
inarcate e curvate la schiena con un movimento
fluido.
Durata: 3 minuti

Apertura dell'anca da seduti

Incrocia una caviglia sul ginocchio opposto e
premi delicatamente sul ginocchio sollevato.
Durata: mantenere la posizione per 1 minuto su
ciascun lato.

Posizione del piccione sulla sedia

Sedetevi sul bordo della sedia, incrociate una
caviglia sul ginocchio opposto e piegatevi
delicatamente in avanti.
Durata: 2 minuti per lato.

Supino ginocchio al petto

Sdraiati sulla schiena, porta un ginocchio al
petto e mantieni la posizione per 1 minuto su
ciascun lato.

Torsione della colonna vertebrale da seduti

Sedetevi con la schiena dritta, ruotate la testa su
un lato e tenetevi allo schienale della sedia.
Durata: 2 minuti per gamba.

Posizione del cadavere (Savasana)
Sdraiati sulla schiena, chiudi gli occhi e
concentrati su respiri profondi e rilassanti.
Durata: 3 minuti.

Yoga per mobilità limitata

Inclinazione del collo da seduti
Sedetevi comodamente, inclinate delicatamente la testa da un lato e mantenete la posizione per 15 secondi.
Ripetere dall'altro lato, favorendo la flessibilità del collo e delle spalle.
Durata: 2 minuti.

Rotoli di spalle
Sedetevi con la schiena dritta e ruotate le spalle con un movimento circolare.
Trascorri 45 secondi in ciascuna direzione per alleviare la tensione e migliorare la mobilità.
Durata: 2 minuti.

Sollevamento delle braccia da seduti
Allunga le braccia in avanti, inspira e sollevale sopra la testa.
Espira e riabbassali.
Durata: 2 minuti

Allungamento dei flessori del polso

Allunga un braccio in avanti e tira
delicatamente indietro le dita con la mano
opposta.
Durata: 2 minuti per lato.

Stretching gatto-mucca seduti
Siediti sul bordo della sedia, curva la schiena e
poi inarcala con un movimento fluido.
Durata: 2 minuti.

Torsione della colonna vertebrale da seduti
Sedetevi dritti, ruotate la testa su un lato e
afferrate la parte posteriore del creachhair.
Durata: 2 minuti per lato.

Piegamento in avanti da seduti
Sedetevi sul bordo della sedia, piegatevi sui
fianchi e verso le punte dei piedi.
A 2 minuti da terra.
Durata: 2 minuti.

Gamba della sedia
Siediti dritto, stendi una gamba in avanti e
sollevala per alcuni minuti su ciascuna gamba,
Durata: 2 minuti.

Cerchi alla caviglia

Solleva un piede da terra e ruota la caviglia con movimenti circolari.
Cambiare direzione dopo 30 secondi da ogni lato.
Durata: 1 minuto.

Allungamento laterale delicato da seduti
Sedetevi con la schiena dritta, sollevate un braccio sopra la testa e inclinatevi delicatamente di lato.
Mantenere la posizione per 1 minuto su ciascun lato.
Durata: 2 minuti per lato

Mezzo loto seduto
Incrocia una caviglia sul ginocchio opposto, premendo delicatamente sul ginocchio sollevato.
Durata: 2 minuti per lato.

Stretching a farfalla da seduti
Siediti con la schiena dritta, unisci le piante dei piedi e spingi delicatamente le ginocchia verso il pavimento.
Durata: 2 minuti.

Yoga per perdere peso

Riscaldamento con respirazione consapevole
Siediti con la schiena dritta sulla sedia, metti le
mani sulle gambe e chiudi gli occhi.
Inspira profondamente attraverso il naso,
espandendo l'addome, ed espira lentamente
attraverso la bocca.
Durata: 5 minuti.

Esercizi di allungamento del collo da seduti
Inclina delicatamente la testa da un lato,
sentendo lo stiramento lungo il collo. Mantieni
la posizione per 15 secondi, quindi cambia lato.
Ripeti 3 volte su ogni lato.
Durata: 3 minuti.

Stretching gatto-mucca su sedia
Siediti in avanti sulla sedia, metti le mani sulle
ginocchia e inarca la schiena mentre inspiri
(mucca).
Espira e arrotonda la schiena (gatto). Ripeti
questo movimento fluido per 2 minuti,
impegnando il tuo core.

Torsione della colonna vertebrale da seduti

Sedetevi di lato sulla sedia, afferrate lo schienale con entrambe le mani e ruotate delicatamente verso la parte posteriore. Mantenete la posizione per 20 secondi, quindi cambiate lato.
Durata: 2 minuti per lato.

Posizione della montagna sulla sedia

Sedetevi con la schiena dritta e i piedi ben appoggiati sul pavimento.
Inspira, allungando le braccia verso l'alto e il cielo.
Durata: 30 secondi.

Sollevamento delle gambe da seduti

Sedetevi verso il bordo della sedia, estendete una gamba dritta e tenete la posizione per 10 secondi. Abbassatela e cambiate lato.
Durata: 5 minuti.

Squat sulla sedia

Alzatevi dalla sedia, abbassate nuovamente il corpo e rialzatevi.
Durata: 1 minuto.

Posizione del guerriero sulla sedia

Mettetevi dietro la sedia, fate un passo indietro
e piegate il ginocchio anteriore.
Tenetevi alla sedia per sostenervi.
Dopo 30 secondi, cambiare gamba.
Durata: 2 minuti.

Piegamento in avanti da seduti
Siediti con la schiena dritta, inspira e, mentre
espiri, fletti i fianchi, allungandoti in avanti
verso le punte dei piedi.
Durata: 30 secondi.

Cardio sulla sedia
Sedetevi sulla sedia e iniziate a marciare seduti
per 3 minuti.
Sollevare energicamente le ginocchia per
aumentare la frequenza cardiaca, favorendo così
il consumo di calorie.
Durata: 3 minuti.

Sollevamento laterale delle gambe da seduti
Sedetevi sul bordo della sedia, sollevate una
gamba di lato e mantenete la posizione per 15
secondi.
Abbassatelo e cambiate lato.
Durata: 5 minuti.

TONIFICAZIONE BRACCIA E PARTE SUPERIORE DEL CORPO

Cerchi con le braccia seduti

Siediti dritto sulla sedia, allunga le braccia ai lati e fai piccoli cerchi con le braccia. Esegui 2 serie da 20 secondi sia in senso orario che antiorario.

Dip per tricipiti sulla sedia

Sedetevi sul bordo della sedia, mettete le mani accanto ai fianchi e sollevate il corpo dal sedile. Piegate i gomiti e abbassatevi, quindi spingetevi di nuovo verso l'alto. Eseguite 2 serie da 10-12 dip.

Pressa per le spalle da seduti

Tieni una bottiglia d'acqua o pesi leggeri in ogni mano. Siediti dritto, estendi le braccia all'altezza delle spalle e spingi verso l'alto. Esegui 2 serie da 12 ripetizioni per rafforzare le spalle.

Curl bicipiti su sedia

Tieni i pesi in ogni mano, con i palmi rivolti in avanti. Siediti dritto, piega i pesi verso le spalle e riabbassali.

Completare 2 serie da 12 ripetizioni per allenare
i bicipiti.

Allungamento dei flessori del polso seduti
Allunga il braccio destro in avanti, con il palmo
rivolto verso il basso, e premi delicatamente
sulle dita con la mano sinistra.
Mantenere la posizione per 15 secondi,
cambiare braccio e ripetere per migliorare la
flessibilità del polso.

Apriscatole per sedie
Siediti con la schiena dritta, unisci le mani
dietro la schiena e apri il petto.
Sollevare leggermente le braccia per un leggero
allungamento.
Mantenere la posizione per 20 secondi e
ripetere due volte per migliorare la flessibilità
del torace e delle spalle.

Sollevamento laterale delle braccia da seduti
Tieni i pesi in ogni mano e tieni le braccia lungo
i fianchi.
Sollevare entrambe le braccia all'altezza delle
spalle, quindi abbassarle di nuovo.
Completare 2 serie da 15 ripetizioni per allenare
i deltoidi laterali.

Rotazione del polso della sedia

Allunga le braccia davanti a te, ruota i polsi in senso orario per 20 secondi, poi in senso antiorario per altri 20 secondi.

Lat pulldown seduti

Fissare una fascia elastica allo schienale della sedia.
Tieni la fascia con entrambe le mani e tirala verso il basso, verso il petto.
Eseguire 2 serie da 12 ripetizioni per coinvolgere i dorsali.

Allungamento dei tricipiti sulla sedia

Porta la mano destra lungo la schiena e afferra il gomito destro con la mano sinistra.
Mantenere la posizione per 20 secondi, cambiare braccio e ripetere per allungare i tricipiti.

Scrollate di spalle da seduti

Solleva entrambe le spalle verso le orecchie, mantieni la posizione per un momento, quindi abbassale.
Eseguire 2 serie da 15 ripetizioni per allentare la tensione nelle spalle.

Flessioni sulla sedia

Appoggia le mani sui braccioli della sedia,
sposta i piedi indietro e abbassa il torace verso
la sedia.
Spingere nuovamente verso l'alto per
completare una ripetizione.
L'obiettivo è fare 2 serie da 10-12 ripetizioni.

Plank con avambraccio seduto

Sedetevi sul bordo della sedia, appoggiate le
mani sul sedile e portate i piedi indietro,
creando una linea retta dalla testa ai talloni.
Mantenere la posizione per 30 secondi per
coinvolgere il core, le braccia e le spalle.

File di sedie verticali

Tieni i pesi in ogni mano, con i palmi rivolti
verso il corpo.
Sollevare i pesi verso il petto, tenendo i gomiti
più alti degli avambracci.
Completare 2 serie da 12 ripetizioni per allenare
la parte superiore dei trapezi e le spalle.

Allungamento delle braccia da seduti

Allunga il braccio destro sul petto, spingendolo
delicatamente verso di te con la mano sinistra.

Mantenere la posizione per 20 secondi, cambiare braccio e ripetere per allentare la tensione nelle spalle e nella parte superiore della schiena.

TECNICHE DI RESPIRAZIONE PER IL RILASSAMENTO

Respirazione diaframmatica (respirazione profonda del ventre)

Inizia trovando una posizione comoda seduta o reclinata. Inspira profondamente attraverso il naso, lasciando che il diaframma si espanda completamente. Senti l'addome sollevarsi mentre riempi i polmoni di aria.
Espira lentamente e completamente attraverso la bocca, notando la delicata contrazione del diaframma.

Respirazione 4-7-8 (Respiro Rilassante)

La tecnica di respirazione 4-7-8 è semplice ma incredibilmente efficace. Inspirate silenziosamente dal naso contando mentalmente fino a quattro. Trattenete il respiro contando fino a sette. Espirate completamente dalla bocca contando fino a otto.

Respirazione a narici alternate (Nadi Shodhana)

Sedetevi comodamente con la spina dorsale dritta. Usando il pollice destro, chiudete la narice destra e inspirate profondamente attraverso la narice sinistra.

Al culmine dell'inspirazione, chiudi la narice sinistra con l'anulare destro ed espira attraverso la narice destra. Inspira attraverso la narice destra, chiudila ed espira attraverso la narice sinistra.

Respirazione a scatola (respirazione quadrata)

Box breathing è una tecnica strutturata che segue uno schema in quattro fasi, ciascuna delle quali dura un conteggio uguale. Inspira contando fino a quattro, trattieni il respiro per quattro conteggi, espira per quattro conteggi e poi fai una pausa per altri quattro conteggi prima di ricominciare il ciclo.

Respirazione guidata tramite immagini

Combina il potere della visualizzazione con la respirazione intenzionale. Chiudi gli occhi e immagina una scena pacifica o un luogo che ti porta gioia. Inspira lentamente e profondamente, immaginando l'inspirazione come un'attrazione di energia positiva. Mentre espiri, visualizza il rilascio di tensione e negatività. La respirazione guidata con immagini è un'armoniosa miscela di consapevolezza e rilassamento, che fornisce una fuga mentale dallo stress.

Respirazione dell'oceano (respiro Ujjayi)

Il respiro Ujjayi, spesso definito "respiro oceanico", consiste nel restringere leggermente la parte posteriore della gola mentre si inspira ed espira attraverso il naso. Il suono risultante ricorda le onde ritmiche dell'oceano.

Respirazione Risonante (Respirazione Coerente)

La respirazione risonante comporta la respirazione a una velocità di circa cinque respiri al minuto, creando una frequenza risonante che si allinea con i ritmi naturali del corpo. Inspira contando fino a cinque ed espira contando fino a cinque.

Capitolo sei

Piano settimanale di yoga sulla sedia

Giorno 1 : Riscaldamento delicato e attenzione alla flessibilità
Consapevolezza del respiro seduto di 5 minuti
Inizia con una respirazione attenta per calmare la mente e preparare il corpo all'attività.
Esercizi di stretching per collo e spalle da seduti in 10 minuti
Stretching gatto-mucca su sedia (5 min)
Piegamento in avanti da seduti (7 minuti)

Giorno 2: Forza e stabilità
Squat sulla sedia da 10 minuti
Sollevamento gambe da seduti in 7 minuti
Dip per tricipiti su sedia da 8 minuti
Flessioni sulla sedia da 5 minuti

Giorno 3: Equilibrio e stabilità del core
Ginocchio seduto al petto (8 minuti)
Mentre sei seduto, porta le ginocchia al petto per migliorare l'equilibrio e la flessibilità.
Posizione del guerriero della sedia (10 minuti)

Torsioni del core da seduti in 7 minuti
Rematori verticali su sedia (5 minuti)

Giorno 4: Rilassamento e riduzione dello stress
Meditazione seduta di 10 minuti
Rotoli per il collo sulla sedia da 5 minuti
Apriscatole con sedia in 7 minuti
Esercizio di respirazione profonda di 8 minuti

Giorno 5: Flusso completo del corpo
Saluto al sole sulla sedia da 15 minuti
Cardio sulla sedia da 10 minuti
Sollevamento laterale delle gambe da seduti in
7 minuti
Rotazione del polso sulla sedia in 5 minuti

Giorno 6: Mobilità e flessibilità articolare
Rotolamento delle caviglie da seduti in 5 minuti
Cerchi dei fianchi seduti da 8 minuti
Posizione del Sunbird sulla sedia da 10 minuti
Scrollate di spalle da seduti in 7 minuti

Giorno 7: Riposo e recupero
Routine di stretching delicato da seduti (20
minuti)

Eseguire una serie di esercizi di stretching lievi
da seduti per migliorare il rilassamento generale
e la guarigione.
Esercizio di respirazione consapevole (10
minuti)

ROUTINE QUOTIDIANA COMPLETA PER IL CORPO DA 10 MINUTI

Respiri potenti da seduti
Sedetevi con la schiena dritta, chiudete gli occhi
e fate dei respiri profondi.
Inspira profondamente attraverso il naso,
espandendo il torace, quindi espira con forza
attraverso la bocca.
Concentratevi su respiri energizzanti per dare il
via alla vostra routine.
Durata: 1 minuto.

Cerchi del collo con portata
Muovi delicatamente il collo verso destra per 30
secondi, quindi passa a sinistra.
Aggiungi un energizzante movimento verso il
cielo con ogni cerchio per risvegliare la parte
superiore del corpo.
Durata: 1 minuto.

Torsioni dinamiche da seduti
Sedetevi in avanti sulla sedia, ruotate il busto
verso destra, poi verso sinistra, contraendo i
muscoli del core.

Mantieni il movimento vivace, inspirando durante la torsione ed espirando durante il rilascio.
Durata: 1 minuto.

Piegamenti esplosivi in avanti seduti

Sedetevi con la schiena dritta, inspirate e piegate i fianchi in modo esplosivo, spingendovi in avanti con energia.
Espira mentre torni in posizione eretta. Senti il dinamismo nei muscoli posteriori della coscia e nella parte bassa della schiena.
Durata: 1 minuto.

Salti laterali seduti

Solleva le braccia e salta leggermente verso destra, poi verso sinistra, contraendo il busto.
Mantieni un ritmo sostenuto per aumentare la frequenza cardiaca e dare energia al tuo corpo.
Durata: 1 minuto.

Crunch obliqui seduti

Sedetevi comodamente, sollevate le ginocchia e portate il gomito destro al ginocchio sinistro, quindi cambiate lato.
Mantieni un flusso ritmico per l'allenamento degli obliqui.

Durata: 1 minuto.

Oscillazioni delle gambe da seduti
Sedetevi sul bordo della sedia e muovete le
gambe avanti e indietro in modo dinamico.
Coinvolgi il tuo core per aumentare la stabilità e
senti l'energia che scorre attraverso la parte
inferiore del tuo corpo.
Durata: 1 minuto.

Calci alti seduti
Sedetevi sul bordo della sedia e muovete le
gambe alternativamente e con vigore.
Muovi le braccia in modo coordinato per una
sferzata di energia.
Senti il bruciore nella parte inferiore del corpo.
Durata: 1 minuto.

Squat saltati seduti
Sollevatevi dalla sedia, atterrando dolcemente
in posizione accovacciata. Ritornate
rapidamente alla posizione seduta e ripetete.
Questo esercizio coinvolge tutta la parte
inferiore del corpo.
Durata: 1 minuto.

Stretching di potenza da seduti

Siediti con la schiena dritta, inspira e allunga le braccia sopra la testa, verso il cielo.
Contrai il tuo core e senti l'allungamento tonificante in tutto il corpo.
Durata: 1 minuto.

Raffreddamento e rilassamento
Concludere con respiri lenti e controllati, consentendo al battito cardiaco di tornare gradualmente alla normalità.

ALLENAMENTI QUOTIDIANI DA 15 MINUTI

Consapevolezza della respirazione seduta

Inizia sedendoti comodamente, chiudendo gli occhi e facendo respiri profondi e regolari. Inspira dal naso, espandi l'addome, quindi espira dalla bocca.
Durata: 2 minuti.

Allungamenti per collo e spalle

Inclina delicatamente la testa verso destra finché non senti un allungamento sul lato sinistro del collo. Mantieni la posizione per 15 secondi, quindi ripeti sul lato sinistro. Prosegui con i rotoli delle spalle, muovendoli in avanti e poi indietro.
Durata: 2 minuti.

Stretching gatto-mucca seduti

Sedetevi in avanti sulla sedia, con le mani sulle ginocchia, e inarcate la schiena mentre inspirate (mucca). Espirate, quindi inarcate la schiena (gatto). Ripetete questo movimento fluido per 2 minuti, sincronizzandovi con il respiro.
Durata: 2 minuti.

Piegamento in avanti da seduti

Sedetevi dritti, inspirate ed espirate con una cerniera sui fianchi, allungandovi in avanti fino alle dita dei piedi. Mantenete la posizione per 30 secondi e sentite lo stiramento nei muscoli posteriori della coscia e nella parte bassa della schiena.
Durata: 2 minuti.

Allungamenti laterali seduti

Inspira e solleva le braccia in alto, quindi inclinati lentamente da un lato finché non senti un allungamento lungo il fianco. Mantieni la posizione per 20 secondi, quindi ripeti dall'altro lato.
Durata: 2 minuti.

Torsione seduta

Ruota il busto verso destra, usando lo schienale della sedia come supporto. Mantieni la posizione per 30 secondi, quindi ripeti sul lato sinistro.
Durata: 2 minuti.

Sollevamento delle gambe da seduti

Sedetevi vicino al bordo della sedia e sollevate una gamba alla volta, contraendo il core.

Mantenete ogni sollevamento della gamba per 20 secondi, quindi alternate.
Durata: 2 minuti.

Seduti con le ginocchia al petto
Porta un ginocchio al petto e mantieni la posizione per 30 secondi. Cambia gamba e ripeti, concentrandoti sulla parte inferiore dell'addome.
Durata: 2 minuti.

Sollevamento laterale delle gambe da seduti
Solleva una gamba di lato e tienila per 20 secondi. Abbassala e cambia lato, concentrandoti sulla parte esterna delle cosce.
Durata: 2 minuti.

Posizione della montagna seduta
Sedetevi dritti, con i piedi appoggiati sul pavimento. Inspirate, sollevando le braccia verso l'alto e allungandole verso il cielo. Mantenete la posizione per 30 secondi mentre attivate i muscoli addominali.
Durata: 2 minuti.

ALLENAMENTO MATTUTINO ENERGIZZANTE

Salti dinamici seduti

Inizia seduto, poi esplodi in posizione eretta, allungando le braccia sopra la testa. Torna a sederti velocemente, ripetendo il movimento per un inizio energizzante.
Durata: 2 minuti.

Ginocchia alte sedute

Sedetevi sul bordo della sedia e sollevate le ginocchia il più possibile, alternando rapidamente. Coinvolgete il core e muovete le braccia per una carica di energia in più.
Durata: 2 minuti.

Jumping Jack seduti

Da seduti, estendete le gambe ai lati e portate le braccia sopra la testa, poi di nuovo giù. Accelerate il movimento per una versione seduta dei jumping jack.
Durata: 3 minuti.

Torsioni del busto da seduti con pugni
Ruota il busto da un lato all'altro, dando pugni

attraverso il corpo con energia. Alterna i lati e mantieni il movimento rapido per aumentare la frequenza cardiaca.
Durata: 2 minuti.

Oscillazioni delle gambe da seduti
Sedetevi sulla sedia e muovete le gambe avanti e indietro, contraendo i flessori dell'anca. Fatelo al vostro ritmo.
Durata: 2 minuti.

Crunch in bicicletta seduti
Inclinatevi leggermente all'indietro, sollevate le gambe e imitate il movimento di una bicicletta. Incorporate le torsioni del busto, portando il gomito opposto al ginocchio per un intenso allenamento del core.
Durata: 3 minuti.

Scalatori seduti
Con le mani sul sedile, porta rapidamente le ginocchia verso il petto. Mantieni un ritmo elevato per coinvolgere il core e aumentare la tua energia.
Durata: 2 minuti.

Salti di potenza seduti

Salta in modo esplosivo dalla sedia, atterrando dolcemente. Ritorna alla posizione seduta e ripeti.
Durata: 2 minuti.

Burpees seduti
Alzatevi dalla sedia, eseguite un salto veloce, quindi tornate in posizione seduta.
Durata: 3 minuti.

Il velocista seduto inizia
Sedetevi in avanti sulla sedia, piegatevi leggermente in avanti e simulate la partenza di uno sprinter. Alternate le gambe per un allenamento esaltante delle gambe al vostro ritmo.
Durata: 2 minuti.

Raffreddare
Termina con respiri profondi lenti e controllati, consentendo al tuo battito cardiaco di tornare gradualmente alla normalità. Esprimi gratitudine per l'energia guadagnata e porta questa vibrazione positiva nella tua giornata.
Durata: 1 minuto.

ROUTINE DI ALLENAMENTO SERALE SU SEDIA PER ANZIANI

Respiro Seduto Di Energia
Sedetevi dritti, inspirate profondamente dal naso, espandendo il torace, quindi espirate con forza dalle labbra socchiuse. Ripetete per due minuti, sentendo l'energia rinvigorente a ogni respiro.
Durata: 2 minuti.

Tocchi di spalla seduti
Sedetevi in avanti sulla sedia, toccate le spalle alternativamente con le mani. Coinvolgete il vostro core per la stabilità e mantenete il movimento rapido per risvegliare la parte superiore del corpo.
Durata: 2 minuti.

Cerchi del busto seduto
Sedetevi comodi, estendete le braccia ai lati e disegnate dei cerchi nell'aria con il busto. In senso orario per un minuto e poi in senso antiorario per il minuto successivo.
Durata: 2 minuti.

Calci alti seduti

Sedetevi sul bordo della sedia, estendete una gamba alla volta, calciandola delicatamente in avanti. Muovete le braccia in modo coordinato per ottenere più energia. Alternate le gambe per un allenamento efficace della parte inferiore del corpo.
Durata: 3 minuti.

Mani jazz sedute

Allunga le braccia ai lati e apri e chiudi rapidamente le dita, come se stessi facendo jazz.
Durata: 2 minuti.

Oscillazioni delle gambe da seduti

Sedetevi sulla sedia, muovete le gambe avanti e indietro in modo dinamico. Coinvolgete il core e aumentate il ritmo per un allenamento vivace delle gambe.
Durata: 2 minuti.

Torsione e allungamento da seduti

Ruota il busto da un lato, allungando la mano opposta verso lo schienale della sedia. Alterna rapidamente i lati per attivare il core e allungare la spina dorsale.
Durata: 3 minuti.

Jumping Jack seduti
Da seduti, simulate il movimento dei jumping
jack estendendo le braccia e le gambe verso
l'esterno.
Durata: 2 minuti.

Marcia seduti
Solleva le ginocchia alternativamente, imitando
un movimento di marcia. Muovi le braccia e
mantieni un ritmo sostenuto per migliorare
l'attività cardiovascolare.
Durata: 2 minuti.

Respiri potenti da seduti
Sedetevi dritti, inspirate profondamente dal
naso ed espirate con forza. Coordinate il respiro
con movimenti energici delle braccia per
favorire un maggiore flusso di ossigeno.
Durata: 2 minuti.

Raffreddamento e rilassamento
Concludete con respiri lenti e profondi,
passando gradualmente a uno stato di
rilassamento.
Durata: 1 minuto.

Capitolo sette

PREOCCUPAZIONI E SOLUZIONI COMUNI

Lo yoga sulla sedia è un'eccellente pratica per gli anziani, che fornisce un modo delicato ma efficace per mantenere flessibilità, forza e benessere generale. Tuttavia, potrebbero emergere alcune preoccupazioni comuni. Questa guida affronta queste preoccupazioni e offre risposte pratiche per avere una pratica di yoga sulla sedia sicura e piacevole.

Mobilità limitata

Adattare le posizioni yoga sulla sedia ai diversi livelli di mobilità.

Preoccupazione: stabilità ed equilibrio

Usa posizioni sedute che diano supporto dalla sedia. Per migliorare la stabilità generale, concentrati sul rafforzamento dei muscoli del core. Usa la sedia come sostegno per l'equilibrio durante le posizioni in piedi e scegli una sedia solida con braccioli per un supporto extra.

Preoccupazione: dolore articolare
Eseguire movimenti delicati per evitare di
sollecitare le articolazioni.

Preoccupazione: Resistenza limitata
Inizia con brevi pratiche di yoga sulla sedia e
aumenta progressivamente la durata man mano
che aumenta la tua resistenza. Concentrati sulle
tecniche di respirazione per aumentare la
resistenza e fai aggiustamenti in base ai livelli
di energia personali.

Preoccupazione: difficoltà respiratorie
Iniziare a incorporare gradualmente esercizi di
respirazione, enfatizzando respiri lenti e
controllati. Assicurarsi che gli anziani respirino
comodamente durante le pose e modificare gli
esercizi se diventano a corto di fiato.
Incoraggiare la respirazione diaframmatica per
il rilassamento.

Preoccupazione: mancanza di flessibilità
Inizia con posizioni di stretching delicate e
procedi verso posizioni più avanzate man mano
che la tua flessibilità migliora. Sottolinea

l'importanza della costanza e della pazienza per raggiungere una maggiore flessibilità nel tempo.

PRATICARE LO YOGA SULLA SEDIA IN MODO SICURO PER GLI ANZIANI

Intraprendere un percorso di yoga sulla sedia da anziani è un modo meraviglioso per nutrire delicatamente il tuo benessere. Esploriamo le linee guida personalizzate per garantire che la tua pratica non sia solo sicura, ma anche adattata alle tue esigenze e al tuo comfort unici:

Inizia con la consapevolezza del respiro rilassante
Dai il via al nostro yoga sulla sedia con un momento di tranquillità. Chiudi gli occhi e fai respiri lenti e profondi. Inspira dal naso, espira dalla bocca, sentendo la connessione calmante tra il tuo respiro e i movimenti.

Scegli la tua sedia di supporto
La sedia è la tua compagna in questo viaggio. Scegline una stabile senza ruote, preferibilmente con lo schienale dritto e senza braccioli. Questo ti assicura comfort e sicurezza durante la pratica yoga.

Trova la tua posizione di seduta comoda

Sedetevi verso il bordo anteriore della sedia, con i piedi ben piantati a terra e alla larghezza dei fianchi. Questa posizione di seduta fornisce una base stabile e vi consente di muovervi liberamente.

Nutri il tuo collo con esercizi di stretching delicati

Dimostriamo un po' di amore per i muscoli del collo. Inclina delicatamente la testa da un lato all'altro, evitando movimenti bruschi. Mantieni ogni allungamento per un momento, assaporando la sensazione rilassante.

Assapora il flusso del gatto-mucca seduto

Prova con noi il delizioso allungamento gatto-mucca seduto. Inarca la schiena inspirando e arrotondala espirando. Lasciati trasportare dal respiro, coltivando la flessibilità e allentando ogni tensione.

Immergiti con cautela nelle flessioni in avanti da seduto

Addentratevi in piegamenti in avanti seduti, piegatevi sui fianchi con la schiena dritta. Rilassatevi e, se necessario, appoggiate gli

avambracci sulle cosce. L'obiettivo è il comfort
e il relax.

Abbraccia le delicate torsioni sedute

Goditi le torsioni da seduto, usando lo schienale
della sedia come supporto. Coinvolgi il tuo
core, muoviti al tuo ritmo e assapora il delizioso
stretching. Si tratta di migliorare la mobilità con
un sorriso.

Rafforzare con sollevamenti delle gambe seduti

È il momento di un po' di amore per le gambe!
Solleva una gamba alla volta, impegnando i
muscoli addominali. Questo semplice
movimento fa miracoli per l'equilibrio e la
forza.

Assumi gradualmente le pose

Facciamo un passo alla volta. Non c'è fretta.
Lasciati abbracciare gradualmente il flusso e il
ritmo del nostro yoga sulla sedia. Il tuo viaggio
è unicamente tuo.

Rimanere attivi dentro e fuori dallo yoga sulla sedia

Rimanere attivi non è solo una routine; è uno stile di vita che comprende sia la pratica delicata dello yoga sulla sedia sia l'impegno oltre il tappetino.

Movimenti sulla sedia

Lo yoga sulla sedia è la pietra angolare della tua routine attiva. Utilizza delicati movimenti sulla sedia per migliorare la flessibilità, promuovere la mobilità articolare e stimolare la circolazione. Incorpora esercizi come sollevamenti delle gambe seduti, allungamenti laterali e torsioni delicate per mantenere un corpo flessibile.

Tecniche di respirazione consapevole

Incorpora la respirazione consapevole nella tua pratica yoga sulla sedia. Esplora esercizi di respirazione profonda che non solo favoriscono il rilassamento, ma migliorano anche la capacità polmonare e ossigenano il tuo corpo. Respirare consapevolmente migliora la concentrazione e la tranquillità, rendendo la tua pratica yoga più gratificante.

Progressione graduale

Festeggia i progressi nel tuo percorso di yoga sulla sedia. Introduci gradualmente nuove pose e movimenti, assicurandoti che ogni transizione sia in linea con il tuo livello di comfort. Questo approccio graduale riduce al minimo il rischio di infortuni, consentendoti al contempo di provare la gioia del miglioramento continuo.

Movimenti funzionali quotidiani

Estendi il tuo impegno attivo oltre l'esercizio formale. Infondi nella tua routine quotidiana movimenti funzionali ispirati alle posizioni yoga sulla sedia. Utilizza la forza acquisita dallo yoga sulla sedia per migliorare attività come allungare la mano verso oggetti, piegarsi e alzarsi da una posizione seduta.

Attività di movimento all'aperto

Esplora attività all'aperto che completano lo yoga sulla sedia. Le passeggiate tranquille in un parco, il tai chi nella natura o persino la meditazione seduta nella serenità di un giardino possono arricchire il tuo benessere fisico e mentale. La natura diventa un'estensione del tuo stile di vita attivo.

Incorporare l'allenamento della forza

Integra esercizi di allenamento della forza su
sedia nel tuo regime. Utilizza fasce di resistenza
o piccoli pesi per una sfida aggiuntiva.
Rafforzare i muscoli contribuisce a migliorare
la stabilità, l'equilibrio e la resilienza fisica
complessiva.

Miglioramento dell'equilibrio

Dedica un'attenzione specifica agli esercizi che
migliorano l'equilibrio. Alzati con un supporto,
tieniti su una superficie solida e pratica semplici
posizioni di equilibrio. Questo migliora la
propriocezione e riduce il rischio di cadute,
instillando sicurezza nei tuoi movimenti.

Rimani idratato e nutrito

Mantieni l'idratazione e assicurati una dieta ben
bilanciata per supportare il tuo stile di vita
attivo. Una corretta alimentazione alimenta il
tuo corpo, aiuta nel recupero e sostiene l'energia
richiesta sia per la pratica dello yoga sulla sedia
che per le attività quotidiane.

CONSIGLI PER UNA NUTRIZIONE SANA PER GLI ANZIANI

Rimani idratato

Una corretta idratazione è essenziale per la lubrificazione delle articolazioni e per prestazioni fisiche ottimali.

Durante le sessioni di yoga sulla sedia, tieni sempre una bottiglia d'acqua a portata di mano e bevi piccoli sorsi tra una posizione e l'altra per rimanere idratato.

Dare priorità agli alimenti ricchi di nutrienti

Gli alimenti ricchi di nutrienti contengono vitamine e minerali essenziali che migliorano il benessere generale.

Crea un piatto colorato combinando vari tipi di frutta e verdura, puntando a servire almeno tre colori diversi di frutta e verdura per pasto.

Macronutrienti bilanciati

Una dieta equilibrata con carboidrati, proteine e grassi sani è fondamentale per avere energia a lungo termine.

Per mantenere stabili i tuoi livelli di energia, prova degli spuntini equilibrati come fette di

mela con burro di mandorle o yogurt greco con
una spolverata di noci.

Ottimizzare l'assunzione di proteine

Le proteine sono essenziali per la salute dei
muscoli, soprattutto quando si pratica yoga sulla
sedia.
Includi nei tuoi pasti fonti di proteine magre,
come pesce, pollame, lenticchie o tofu, per
favorire il recupero muscolare e la forza.

Scegli i cereali integrali

I cereali integrali forniscono energia a lungo
termine e nutrienti essenziali.
Per migliorare l'apporto nutrizionale, sostituisci
i cereali raffinati con cereali integrali come la
quinoa, il riso integrale o il pane integrale.

Abbraccia i grassi sani

Avocado e mandorle forniscono grassi sani che
supportano la salute delle articolazioni e la
funzione cognitiva.
Cospargi l'insalata con una manciata di noci
miste o fette di avocado per assumere la tua
dose giornaliera di grassi sani per il cuore.

Controllo consapevole delle porzioni

Prestare attenzione alle proporzioni delle porzioni aiuterà a mantenere un peso sano e a prevenire l'eccesso di cibo.
Usa piatti più piccoli per ingannare visivamente la tua mente, inducendola a sentirsi sazia anche con meno porzioni, incoraggiando abitudini alimentari consapevoli.

Aumentare il calcio e la vitamina D
Il calcio e la vitamina D sono essenziali per la salute delle ossa, soprattutto con l'avanzare dell'età.
Per uno spuntino, provate uno yogurt parfait con frutti di bosco per assumere calcio dallo yogurt e vitamina D dalle bacche esposte alla luce solare.

Limitare gli zuccheri aggiunti
Un eccesso di zuccheri aggiunti può causare infiammazioni e compromettere la salute generale.
Alternare con moderazione gli spuntini zuccherati con prodotti naturalmente dolci, come frutta fresca o secca.

Esplorazione nutrizionale personalizzata Le esigenze alimentari individuali variano, quindi personalizza le tue scelte di conseguenza.
Tieni un diario alimentare per tenere traccia di come ti fanno sentire i diversi cibi, così da poter fare scelte più consapevoli che giovano alla tua salute generale.

CONCLUSIONE

CELEBRARE IL PROGRESSO E IL BENESSERE

Mentre completiamo questo affascinante viaggio di yoga sulla sedia e benessere generale, prendiamoci un momento per riconoscere ciascuno dei tuoi straordinari successi. Questo libro è stato creato con l'obiettivo di darti potere, ispirarti e guidarti in un viaggio di auto-scoperta e vitalità. Ora, celebriamo le tue vittorie, non importa quanto piccole, e riconosciamo la forza trasformativa che lo yoga sulla sedia ha portato nella tua vita.

Abbraccia il tuo viaggio
Dal primo respiro concentrato agli allungamenti rivitalizzanti, hai iniziato il tuo percorso di cura di te stesso. Ogni posizione seduta e ogni movimento concentrato hanno migliorato la tua forza, flessibilità e resilienza interiore. Non stai solo facendo yoga sulla sedia; stai creando una vita piena di benessere.

Nutrire dall'interno

Ricorda le tonalità brillanti dei tuoi pasti ricchi di nutrienti, i sorsi d'acqua che ti hanno dato energia e le scelte deliberate che hai fatto per nutrire il tuo corpo. Hai accettato la consapevolezza che il benessere inizia da ciò che metti nel piatto e capisci che ogni boccone nutriente è un'espressione di amor proprio.

Armonia mente-corpo

Hai creato una profonda connessione tra la tua mente e il tuo corpo attraverso il dolce fluire di ogni posizione, la connessione consapevole con il tuo respiro e la pace della meditazione. Questa armonia è il tuo santuario, un luogo dove la tensione svanisce e regna la pace. Apprezza questa unione mentre si trasforma in una fonte di potere eterno.

Progresso, non perfezione

Festeggia i tuoi progressi, ricordando che questa strada riguarda la crescita, non la perfezione. Ogni ritocco, ogni aggiustamento, dimostra la tua dedizione al benessere personale. Trova la motivazione per continuare in questi tempi di progresso, ricordando che il viaggio verso il benessere è una danza senza fine e in continuo cambiamento.

Gratitudine per la cura di sé
Ringrazia te stesso per aver dato priorità alla tua
cura di te stesso. Hai dedicato tempo ed energia
alla tua salute in ogni sessione. Questo atto di
amor proprio è evidente non solo nel tuo vigore
fisico, ma anche nel modo in cui gestisci i
problemi della vita con forza e grazia.

La tua eredità di benessere
Considera questo un punto di partenza per
continuare a celebrare il tuo percorso di
benessere, piuttosto che una fine. Quando
applichi i concetti dello yoga sulla sedia alla tua
vita quotidiana, diventi una fonte di ispirazione
per tutti coloro che ti circondano. Il tuo
benessere è più di una semplice esperienza
personale; lascia un'eredità di salute e potere.

Risorse aggiuntive e apprendimento continuo

Sessioni di yoga sulla sedia online
Cerca piattaforme che offrono sessioni di yoga sulla sedia tenute da istruttori esperti. Questi workshop offrono sessioni guidate a cui puoi partecipare comodamente da casa tua.

DVD e libri di yoga sulla sedia
Cerca DVD e libri sullo yoga sulla sedia. Questi siti spesso includono istruzioni dettagliate, routine diverse e spunti utili per aiutarti a praticare.

Centri comunitari locali e programmi per anziani
Cerca sessioni di yoga sulla sedia nella tua comunità locale, centro per anziani o centro sanitario. Questi luoghi offrono l'opportunità di praticare in un'atmosfera comunitaria di supporto.

Canali YouTube
Gli istruttori di yoga e i professionisti del benessere pubblicano spesso sessioni di yoga

sulla sedia su YouTube. Esplora diversi canali per anziani per assicurarti di selezionare uno stile che ti piace.

Applicazioni per il benessere
Scarica applicazioni che offrono esercizi di yoga sulla sedia. Queste applicazioni includono spesso allenamenti personalizzati, monitoraggio dei progressi e promemoria per aiutarti a mantenere la coerenza.

Workshop e ritiri di yoga sulla sedia
Partecipa a workshop o ritiri di yoga sulla sedia, di persona o online. Questi eventi offrono esperienze immersive che ti aiutano a migliorare la tua comprensione e pratica.

Unisciti alle comunità online
Partecipa ai forum di yoga sulla sedia per anziani. Entra in contatto con persone che la pensano come te, condividi le tue esperienze e impara consigli essenziali da una comunità amichevole.

Per saperne di più sul benessere olistico
Esplora libri e articoli sul benessere olistico, come nutrizione, consapevolezza e salute

mentale. Un approccio completo al benessere
aumenta i benefici dello yoga sulla sedia.

www.ingramcontent.com/pod-product-compliance
Lightning Source LLC
Chambersburg PA
CBHW061355250726
48657CB00004B/1501